DÉGÉNÉRESCENCE,

RÉGÉNÉRATION.

DÉGÉNÉRESCENCE,

RÉGÉNÉRATION.

À capite fluit omne malum.
FERNEL.

———

(Mémoire lu à la Société Impériale d'Emulation de l'Ain,
le 1ᵉʳ décembre 1858.)

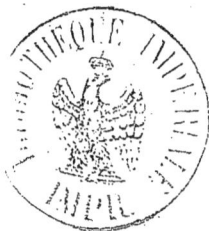

PAR

LE Dʳ P. BERTHIER.

BOURG,
IMPRIMERIE DE MILLIET-BOTTIER.
—
1859.

DÉGÉNÉRESCENCE, RÉGÉNÉRATION.

A capite fluit omne malum.

FERNEL.

(Mémoire lu à la Société Impériale d'Emulation de l'Ain, le 1er décembre 1858.)

Messieurs,

L'étude des causes de l'aliénation mentale présente pour le philosophe, aussi bien que pour le monde, de hauts et utiles enseignements.

Si cette maladie est une conséquence de la violation des lois qui régissent la nature, elle est sans doute une peine que Dieu inflige à propos pour nous rappeler ces lois.

La Bible montre le Seigneur menaçant les Juifs de la cécité de l'âme, s'ils deviennent sourds à sa voix; punissant Saül pour sa désobéissance, et Nabuchodonosor pour son orgueil.

La fable elle-même nous dépeint Oreste le parricide, Ajax le jaloux, Méléagre meurtrier, plongés dans une démence *par la colère des dieux.*

Est-il bien sans fondement, ce sentiment de l'antiquité qui trouve cette maladie revêtue d'un sceau sacré, et qui reste accrédité chez les peuples Orientaux? — La folie ne serait-elle pas un avertissement supérieur qui, d'accord avec l'expérience, apprendrait aux hommes que leur véritable intérêt réside dans la vertu?

1

Car, toutes les fois qu'ils sont sortis des voies légitimes , un choc a ébranlé les esprits, pour prévenir de leur chûte ou de leur égarèment. De sorte qu'on pourrait faire , ainsi qu'on l'a dit souvent, des annales de la folie celles de l'humanité.

Chaque bouleversement profond, en effet, imprime son caractère à ce genre d'affection : et les siècles qui ont produit le plus d'aliénés , sont précisément ceux qui ont éprouvé les commotions les plus vives ; — qu'elles aient eu leur source dans l'église, la société, ou l'état.

A l'époque où les premiers chrétiens sont peu éclairés encore sur la nouvelle croyance , on voit les troubles nerveux de trop ardents néophytes croître et se multiplier par les mortifications.

Ce phénomène reparaît au début du moyen-âge , lorsque la crainte des châtiments éternels, luttant avec les passions, frappe les âmes timorées. Sous l'influence des sombres superstitions, on compte par milliers sorciers , vampires et loups-garous.

La chevalerie engendre l'érotomanie , que Cervantes a stigmatisée dans Don Quichotte , et ce singulier culte de l'amour dont la confrérie des galloises nous a donné un exemple.

Au XVIe apparaissent les monomanies religieuses , — quelquefois épidémiques ; — à la suite des révoltes de Luther et de Calvin , et des guerres intestines qui ébranlèrent l'Europe. Les rêveries de l'alchimie donnent naissance plus tard aux extravagances du mysticisme, de la magie , de la pierre philosophale. Au XVIIe a surgi le délire politique, entre Cromwell et Fox, deux réformateurs, l'un du trône, l'autre de l'autel.

Le XVIIIe, — par ses drames sanglants et son épopée terrible, — duel du nouveau monde avec l'ancien , — vomit sur la France les fous novateurs ou régicides ; comme des épaves jetées par une tempête, — pour attester des ruines !

Depuis — les gloires de l'Empire et les grandes découvertes ont ajouté les monomanies ambitieuses, en peuplant nos hôpitaux de princes et d'inventeurs.

Chaque siècle apportant ainsi son contingent, d'autant plus fort, qu'il y a eu un nombre plus grand d'acteurs et d'initiés.

Enfin, lorsque la masse du peuple participe à toutes les semences d'agitation, et que ce peuple arrive à ce qu'on appelle l'état civilisé... il a fourni les divers genres de délire que comporte la pensée.

Dans l'oasis africaine, les steppes de Sibérie ; sous la hutte de l'Indien, la tente de l'Arabe, la case du Nègre ; au sein des prairies américaines, des Sirtes de la Syrie, des souterrains du Hottentot, il n'y a pour ainsi dire pas d'aliénés. La Nubie, l'Abyssinie, la Palestine, l'Egypte, la Chine les comptent.

Dans l'enfance des sociétés, alors que l'homme, guidé par ses seuls instincts, vit sans soucis du lendemain, n'ayant de luttes qu'avec les animaux qui le nourrissent, la folie n'a pas de prise. Ce fléau ne s'introduit que là où il y a des luttes morales, et où l'existence factice a remplacé la nature.

La disposition à la folie est onze fois plus forte chez le noir libre des Etats du Nord, que chez le noir esclave de ceux du Sud.

———

La forme gouvernementale influe donc beaucoup dans ce sens ; par la direction qu'elle imprime à nos idées, à nos mœurs, à nos franchises. Les gouvernements autocratiques, renfermant les mêmes éléments que ceux des contrées barbares, sont ceux qui approchent le plus de l'immunité mentale. Au contraire : en conseillant à tous de monter aux emplois supérieurs, en les conviant tous à jouir des mêmes avantages, — en amorçant la vanité populaire, le gouvernement démocratique donne carrière aux extrêmes ambitions. De sorte que, à une certaine limite, l'esprit d'indépendance débordant, et les désirs ne pouvant être également satisfaits, surviennent les dégoûts et les remords, l'orgueil et le scepticisme.

Et ne croyez pas que mes couleurs soient chargées, ou que je veuille renouveler le fameux paradoxe de Jean-Jacques! Je n'en ai heureusement ni l'intention, ni le talent.

Mais, je prends vos consciences à témoin. Comment voulez-vous que cette mobilité constante et universelle, cette soif insatiable de l'or, cette impulsion excessive des arts libéraux, jointes à un sensualisme effréné; cette suite non interrompue d'émotions que produisent les revirements subits des positions et des classes, n'amènent pas le désordre de ces facultés ex-quises qui en sont le ressort et le moteur?

Un mot, vulgaire maintenant, peint parfaitement cette tendance générale de notre époque : c'est *arriver*. On veut arriver; les uns à se créer un nom, les autres à se bâtir une fortune, la plus grande partie à les acquérir tous deux. Pour cela (passez-moi le terme) on chauffe l'activité à toute vapeur, on pousse les travaux intellectuels, on pousse les arts méca-niques, on prodigue les raffinements du luxe... et la vie se concentre dans le cerveau. — Et voyez quelle logique! Les provinces, les départements, les villes les plus industriels; les professions les plus intellectuelles sont précisément celles qui produisent le plus de fous.

Il demeure donc bien avéré pour moi que la folie est en raison de la civilisation, c'est-à-dire en raison du progrès des lettres, des arts, des sciences et de l'industrie; *tel qu'on l'en-tend de nos jours.*

Constatons ce premier point, sans nous hâter de poser les conclusions légitimes des prémisses.

Les religions , en corrélation intime avec les gouvernements, sont les assises sur lesquelles repose l'édifice social.

Un code reflète les dogmes qui ont inspiré ses lois. Il y a , entre le culte et la législation , des rapports presque constants.

L'idolâtrie s'allie avec les peuples incultes et nomades ; pour lesquels tout se résume dans la matière et les sens , pour qui le maître est le plus fort , et lesquels ont autant de dieux qne de tribus.

L'Islamisme explique très-bien la domination absolue des sultans , sur des sujets qui ne trouvent rien de plus beau que la fumée du haschisch pendant la vie et le paradis des houries après la mort.

Le christianisme s'harmonise enfin avec les nations à qui on prêche la charité, la liberté et l'égalité ; sans exclure l'obéissance aux chefs qui représentent Dieu. Heureux le peuple qui pourrait confondre son code avec l'Evangile , en mettant en commune pratique ces trois préceptes sacrés.

...Eh bien ! l'Evangile comme la civilisation , qui marche de pair avec lui , et qui en est la fille ; — l'Evangile , ce modèle des vertus et des leçons, a été l'*occasion* d'aliénations mentales.

L'Evangile comme la civilisation , *mal interprétés*, produisent un même malheur ; le premier en développant trop notre sensibilité, le second en forçant l'intelligence.

Et qu'on ne se méprenne point sur le sens de mes paroles ! —Je ne dis pas que les peuples catholiques sont ceux qui comptent le plus d'aliénés ; mais ceux qui comptent le plus d'aliénations religieuses. Du reste, tout ce qui tend, comme notre culte, à développer les sentiments affectueux conduit au même résultat. C'est la loi commune. Les femmes aliénées sont plus nombreuses que les hommes , partout où elles jouissent de leurs droits, partout où elles sont la vraie compagne de l'homme, partout où leur sensibilité est fréquemment mise en jeu ; si bien qu'en certains pays, dans le Wurtemberg, par exemple, le nombre des femmes folles augmente à mesure qu'elles prennent plus de part au mouvement social. Et les personnes, qui perdent le plus facilement la raison, sont celles qui ont plus ou moins le tempérament des femmes.

En outre, contrairement à ce qu'on a avancé, la criminanalité n'est pas proportionnelle à la folie. De l'aveu de tous nos auteurs, c'est dans les asiles d'aliénés qu'on trouve les époux les plus vertueux, les pères et mères les plus tendres, les amants les plus dévoués, les gens les plus attachés à leurs devoirs. Par conséquent, comme l'a dit le docteur Guislain, la folie siége au pôle opposé à celui sur lequel s'appuyent les tendances criminelles.

De ce que la civilisation et le christianisme, *mal interprétés*, sont des motifs de folie, s'ensuit-il que la civilisation et le christianisme soient funestes, et qu'on doive les proscrire ? Vous frémiriez d'entendre professer de pareilles doctrines, à une époque, dans un pays, dans une enceinte semblables aux nôtres !

Jamais, je suis sûr, vous n'avez pensé qu'il fallût condamner une classe de la société, parce qu'une fraction de cette classe aura oublié ses devoirs, trahi, violé ses serments. On ne peut juger des hommes par un seul, d'une corporation par un de ses membres, d'une religion par des sectateurs. Il y a autant de différence entre eux, qu'il y en a entre un mobile et un but, une action et une régle. Il en est de cela comme de toute institution. On peut abuser des meilleures choses, et cet abus même du progrès et de l'Evangile prouve une fois de plus nos faiblesses et notre incapacité. Car on pourrait demander, s'il vaudrait mieux n'avoir pas d'âme, pour n'être pas exposé à en ternir la pureté. Quels sont les résultats généraux, les inconvénients sont-ils rachetés par de larges avantages?

Voilà la question.

Les mauvais citoyens, les mauvais chrétiens existeront toujours : il y aura toujours des hommes prévaricateurs ; il y aura toujours des intelligences faibles qui s'égareront pour avoir mal compris leur état, leur droits, leur culte. Mais nos institutions n'en resteront pas moins excellentes dans leurs dogmes, fertiles dans leurs résultats, merveilleuses dans leurs applications.

Nous ne retirerions pas grands fruits de nos observations sur les causes de la folie, si nous n'y trouvions qu'une pâture à notre curiosité.

Il y a au fond de ces recherches et de ces calculs, de profondes leçons que nous allons exposer ; en les offrant sous un jour très-essentiellement pratique.

Les écarts de la civilisation, — *la religion mal entendue,* — *les excès du système nerveux : voilà les trois origines capitales de la folie.*

Les causes morales sont les plus nombreuses, je dirai même les seules : car, le délire qui suit une blessure, la goutte, la syphilis, n'est pas la folie proprement dite. Eh bien ! que découvrons-nous de commun dans chacune de ces causes ! Quel est l'élément qui a coopéré le plus à la génération du mal ? — N'existe-t-il pas un fait qui domine la pathologie mentale ; le malaise du cerveau, les désordres et les plaintes de la sensibilité ? — La sensibilité est malade dans le délire ambitieux, la la sensibilité est malade dans le délire religieux ; la sensibilité est malade dans le délire mélancolique, celui de l'hypocondrie...

La sensibilité pâtit donc presque toujours, et quelque fois seule, comme dans les folies sans délire.

L'homme est doué d'une force de résistance vitale, qui lutte sans cesse pour sa conservation, et qui se manifeste par la souffrance : de même, il a en lui une force de résistance morale, qui lutte pour l'intégrité de sa raison, et s'annonce par la douleur. Et lorsque les agents destructeurs, qui nous entourent, vainquent les forces de résistance, il y a maladie; physique ou mentale.

De quelque côté que provienne la folie, elle a pour point de départ un combat, pour résultat une défaite, — celle de la volonté. Dépourvu de cette faculté, l'homme est entraîné malgré lui à des actes répréhensibles, dont personne ne pense à le rendre responsable. *Aussi, pourrait-on définir cette maladie : « la perte du libre arbitre. »*

Entre la sensibilité et la volonté, il y a ce rapport qui existe entre le sang et les nerfs, entre les forces vitales et les forces matérielles : leur équilibre constitue la santé.

Toute notre attention doit donc se porter sur les moyens de maintenir ce double équilibre; si nous voulons conserver le bonheur et la santé. Or, quels sont ces moyens ? — Ces moyens sont ceux qui affermissent la volonté, ceux qui font des hommes; ceux qui forment la vertu, que les anciens nommaient la Sagesse, sur laquelle était fondée cette secte d'esprits-forts mettant leur gloire à perdre pour ainsi dire le sentiment de l'existence. On connaît l'histoire de ce philosophe romain qu'un de ses disciples allait visiter; et qui, pour ne pas faillir à ses principes stoïques, discuta pendant une heure avec son ami, s'écriant de temps en temps, lorsque la goutte le terrassait : « Tu auras beau faire, douleur; je n'avouerai pas que tu es un mal! » Il ne s'agit point de viser à un pareil ridicule. Cicéron, dans ses *Tusculanes*, a dit :

« Qui a de la force a de la confiance ; qui a de la confiance
« n'a rien à craindre ; qui n'a rien à craindre ne peut être at-
« teint par le chagrin ; car le chagrin est un esclavage. Or, le
« sage est fort : donc le chagrin ne peut l'atteindre. — Mais le
« chagrin est déjà une perturbation de l'âme, une maladie.
« Donc, en étant sage, on ne redoutera jamais les maladies
« de l'âme. » Puis, il ajoute :

« Non-seulement l'homme, qui est à l'abri du chagrin, se
« maintiendra en santé ; mais encore il jouira du vrai bon-
« heur. »

Ces doctrines, que l'on a proposées comme modèles, ne
peuvent plus concorder avec nos idées modernes ; et je les
repousse.

Tous les moyens propres à fortifier la volonté sont et ont
été les moyens propres à prévenir les défaillances de la sensibilité, partant celles de la raison. Mais pour fortifier sa
volonté, il n'est pas nécessaire de se convertir en marbre.

Avec les mêmes intentions que les sages de Rome et de la
Grèce, employons d'autres leviers. Ceux-ci voulaient éteindre
les passions, — nous, nous voulons seulement les réprimer et
les gouverner ; parce que les passions ne sont mauvaises que
lorsqu'elles sont mal dirigées.

Or, les moyens, que nous proposons pour arriver à notre
but, se résument dans un mot : l'*Education* ; les autres n'é-
tant que des palliatifs ou des accessoires.

Mais que ce mot renferme de choses ! — Les premiers soins
de la mère, les leçons du précepteur, les instructions du prêtre,
les règles de l'hygiène.

Prenant l'homme au sein de sa mère, elle le mène de l'enfance à la jeunesse, jusqu'à ce qu'il puisse se conduire seul,
et faire pour d'autres ce qu'on vient de faire pour lui : cadre
immense que bien peu remplissent.

Suivons ces étapes de la vie humaine, et en passant, indiquons ses lacunes ou ses périls.

Et d'abord paraîtra-t-il jamais une loi prohibitive sur les unions entre parents, sur ces mésalliances qui blessent la morale et l'hygiène !

De toutes les institutions sociales, il n'en est aucune qui exerce autant d'influence que le mariage.

Les Romains, dans le principe, l'interdisaient aux hommes sexagénaires, ainsi qu'aux femmes de 50 ans. Platon assignant, pour la propagation, à la femme la 20e jusqu'à la 40e année, et à l'homme la 30e jusqu'à la 55e, veut que tout enfant procréé par des personnes au-dessus ou au-dessous de cet âge, soit noté d'infamie.

Les Germains et les Gaulois nous fourniraient encore des leçons !

Les alliances malsaines sont une source d'épuisement, l'épuisement est la source de toute dégénération.

Or, toute dégénération peut conduire à—la folie. Donc les alliances malsaines y conduisent.

C'est ainsi qu'on se rend compte d'une foule d'affections nerveuses, qui sont le résultat d'une semence appauvrie, et l'intermédiaire obligé entre la déchéance de l'organisme et la déchéance de l'esprit.

Une fois l'enfant conçu, la mère va le porter dans son sein, le nourrir de son sang, et le mettre au monde au milieu des souffrances et de la mort. Quelles précautions ne doit-elle pas prendre pour protéger ce nouvel être, qui partage ses tressaillements ; qui peut puiser là dans une convulsion, une peur, une alimentation défectueuse, aux sources d'un empoisonne-ment général.

Il est né. — La première phase de sa vie est suspendue au sein de sa nourrice, dont le choix est important; parce qu'elle peut lui communiquer le germe d'une infinité de maux, — déformer son crâne, — offenser son cerveau qui, comme une cire molle, accepte alors et conserve les empreintes qu'il reçoit.

Dès que la nourrice a cessé ses fonctions, dès que l'enfant prend connaissance des phénomènes qui l'entourent, — l'édu-cation commence. C'est peut-être-une des époques les plus délicates de l'existence, c'est la plus grave pour beaucoup. Dans la première enfance paraissent les penchants, les défauts et les qualités : moment d'imprimer à ces tendances une direction régulière, que l'on a souvent comparée avec jus-tesse au redressement de l'arbre encore tendre. C'est dans la première enfance que sont à craindre les convulsions dentaires, les danses de Saint-Guy, l'inflammation du cerveau, et les fièvres ataxiques. Car cet organe domine les autres, et grossit propor-tionnellement davantage.

Arrive la puberté qui n'a pas de limite fixe, et varie avec chacun; qui prend l'enfant et le conduit à l'adolescence, pour l'offrir au monde où il va bientôt compter! Epoque la plus dan-gereuse de toutes, parce qu'elle influera sur le reste de la vie; et fera — en rapport avec les inclinations — soit des hommes de talent, soit des gens nuls, soit des criminels, soit des saints, soit des sages, soit des fous.

Ce n'est pas à dire qu'alors les hommes auront déjà tracé la route qu'ils doivent parcourir. Mais ces graines, qui ont été disposées dans cet esprit et dans ce corps, y vont fructifier; et le temps aidé de l'art cultiveront cette plante qui produira tôt ou tard des fruits de bien ou de mal.

Un de nos spirituels médecins du grand siècle, Guy-Patin, l'a dit : la nature ne fait qu'une brute, l'*éducation* fait l'homme. Or, que veut dire ce mot ; et en quoi consiste-t-elle ?

En nous créant, la Providence nous a donné deux natures : la nature physique commune à tous les animaux et qui a l'instinct ; la nature mentale, exclusive à l'homme, et qui a l'âme. Ces deux natures ont chacune leur tendance, leur genre d'égarement ; elles sont sans cesse en opposition, en combat, selon l'expression de l'apôtre — l'une pour nous ramener vers la bête — l'autre pour nous rapprocher de Dieu.

Eh bien ;

Nous apprendre à développer notre âme, et à la rapprocher le plus de Dieu, à la rendre le plus digne de lui et de nos fins, — sans oublier qu'elle est momentanément enchaînée à un corps qui a ses exigences et ses besoins, qui impose à ce développement une certaine somme de réserves... Tel est le but de la vraie éducation.

Telle est la loi : loi physiologique et morale ; obéissant au décret divin qui a ordonné à l'homme, d'une part, de croître et multiplier, — de l'autre de se perfectionner et se spiritualiser.

Or l'éducation possède trois moyens, la religion, la famille, l'école, — qui agissent sur nos facultés pour en diriger l'emploi et en maintenir les rangs. Tant que, grâce à elle, chacune de nos facultés restera dans ses limites, soyez sûr que la santé se maintiendra, que la raison règnera.

Appliquons ces principes à l'état actuel de la civilisation en France, et voyons pourquoi les aliénations mentales sont depuis longtemps fréquentes, et les maladies nerveuses plus fréquentes que jamais. *Voyons, en un mot, si la loi que j'ai posée est justement satisfaite, et quelles sont les conséquence qu'entraîne sa transgression.*

Dans la classe aisée :

Le mariage est un contrat, par lequel deux êtres de sexe différent s'engagent à partager leur fortune. Addition de deux coffres d'or, ou d'un coffre et une place.

L'argent est le mobile général. On lui sacrifie l'amour, la paix, la concorde, la santé. Peu importe qu'il y ait disproportion entre les âges, l'humeur, les tempéraments, et le caractère.

De là races malingres, avortons, rachitiques, idiots et aliénés.

Première violation de la loi.

La première enfance est employée — non pas à exercer la marche, la préhension; à développer l'organisme, à instituer enfin une bonne complexion. On l'emploie à faire dire des gentillesses, à répéter, comme autant de traits de génie, la moindre puérilité. Ce que Quintilien appelait la paidolâtrie. De là : irritation prématurée du cerveau en pleine voie de croissance, enfances bâtardes; préparation singulière aux affections nerveuses!

Deuxième violation de la loi.

A peine l'enfant sait-il bégayer sa langue qu'il épèle le latin; à peine balbutie-t-il le latin, qu'on lui donne des livres grecs; et, lorsqu'il connaît assez les rudiments de ce grec, on le plombe avec des mathématiques. Le temps du collége s'écoule ainsi; les parents s'informant avec inquiétude si l'élève est le premier de sa classe, mais s'inquiétant peu de sa santé, tant qu'elle n'est pas visiblement compromise; et les élèves dédaignant les jeux, pour se livrer à des récréations qui ne sont pas encore de leur âge.

Le temps du collége terminé, pas de répit, vite de nouvelles études. Eût-il seize, quinze, quatorze ans, — il sera bachelier, il se préparera pour les écoles spéciales, il végétera à l'ombre d'un bureau ou d'un magasin ; à l'âge où il revêt la robe virile, où le corps parcourt sa suprême évolution.

De là : puberté languissante, étiolement général, adolescence sans fin !

Troisième violation de la loi.

Il a subi les épreuves du concours et de l'examen ; point de relâche ! — Ce sera quelque chose au bout du plus court espace de temps : qu'il se distingue, qu'il se crée une position, qu'il prenne un nom !

La famille, il ne s'en occupe que par lettres, pour réclamer ses secours ; — le pays, il n'y reviendra que pour éclipser ses amis, ou pour entraîner les jeunes gens de la campagne à changer leur foyer paisible contre le tourbillon des villes et la licence des camps. Quant aux doctrines, — il les oublie, les bafoue, ou les profane, selon les nécessités. Véritable course au clocher, aux dépens de la morale et de la santé.

Mais le voilà dans le monde ! que va lui apprendre la société ?

Partout autour de lui retentissent les mots d'indépendance et d'égalité ! L'esprit de famille perdu, l'orgueil le saisit ; le respect à l'autorité s'efface ; la fièvre embrase son cœur et allume ses sens. Les besoins se multiplient, par l'habitude du bien-être ; ils se pervertissent par celle du laisser-aller. La contrariété aigrit, le caractère se fausse ; la volonté, par défaut d'exercice, s'annule ; et la moindre secousse suffit pour amener la folie. C'est dans ces conditions que l'époque nubile arrive, et qu'on se marie les yeux fermés, la main sur l'or ; prêt à se rattraper avec l'adultère des satisfactions que doit refuser une épouse antipathique ; prêt à donner au monde des enfants qui, prêchés d'exemple, rivaliseront à rougir de leurs pères, et continueront leur décadence.

Quatrième violation de la loi.

Des considérations d'un autre ordre font contracter mariage dans la classe moyenne. La cupidité n'en paraît point le mobile. Mais, l'enfant qui naît de ses unions manque souvent de direction, presque toujours d'hygiène. Il vient au monde dans une habitation peu saine, et ses maux sont négligés.

A peine marche-t-il seul, et parle-t-il intelligiblement qu'on l'envoie dans une école où le hasard décide de sa vocation.

Au sortir de là, les parents sages lui apprennent un métier; les imprudents le mettent au collége, sans calculer s'il y aura profit pour lui et perte pour eux.

Arrive la puberté : ceux qui ont été au collége ne peuvent plus rentrer dans leur famille pour suivre la profession pater-ternelle, ils se jettent dans ce qu'on nomme les carrières libérales. Les uns arrivent à une position honnête à force de patience et de privations, c'est le plus petit nombre; les autres, et c'est le plus grand, tentent d'escalader l'échelle sociale, s'épuisent en vains efforts, et retombent sur le pavé pour attendre qu'une révolution leur offre une planche de salut. Heureux ou malheureux, ayant tous passé par les veil-les, les soucis, les causes d'énervement et de surexcitation !

Ceux qui n'ont pas fait leurs classes, entrent dans des ate-liers insalubres et des manufactures, des usines pestilentielles où se donne l'éducation. C'est là qu'ils puisent généralement les principes d'indépendance et d'égalité absolues dont ils bâtis-sent leurs utopies, dont ils portent les premiers les peines.

L'ambition les prend. Ils émigrent alors dans les grandes

villes, où l'existence plus chère, la vie plus déréglée, le travail plus lourd altèrent leur organisme affaibli, et leur donnent ce cachet qui les distingue partout. L'argent manque-t-il ? on retranche de la nourriture, et l'on recourt à l'absinthe ou à l'eau-de-vie... L'eau-de-vie qui, par son action sur les nerfs, lui permet de réparer, aux dépens de son corps, la force qui lui manque, comme dit pittoresquement Liebig, de dépenser aujourd'hui la force qui ne devrait s'employer que demain. Lettre de change tirée sur sa santé, et qu'il faut toujours renouveler, puisqu'on ne peut l'acquitter. Consommation du capital au lieu des intérêts : de là, banqueroute de son corps (1).

A la campagne, ce ne sont plus les mêmes mœurs, les inconvénients sont moindres.

Le paysan vit pour le sol. Toujours penché sur les sillons que ses sueurs arrosent, il ne voit que son soleil. Le monde finit pour lui aux limites de son champ. Aussi la culture de sa terre est-elle en raison inverse de celle de son esprit.

Les exercices musculaires ne lui manquent pas, il en prend trop. Il déploie trop d'énergie physique : au point qu'une fois malade il l'est pour bien plus longtemps, manquant d'actions en réserve ! Encore n'appelle-t-il de secours qu'aux dernières extrémités... Et ce n'est que rarement pour des maladies de nerfs. Mais qu'une de ces intelligences s'élève, ne trouvant plus d'aliment et d'entretien, elle est prise d'un fol orgueil, qui la porte à mépriser son pays, à quitter le toit de ses pères !

Elle va demander à la cité ses lumières, ses attraits.

Et de même que le soldat, qui, une fois a goûté des douceurs de la garnison, ne rentre plus au village, notre savant campagnard ne rentre plus dans le sien : tous deux encombrent les industries, les ateliers, les entreprises commerciales où ils

---

(1) *Nouvelles lettres sur la Chimie.*—Trad. de Gerrhard.

contractent les vices des gens de la classe aisée, où ils apprennent à connaître les déceptions, l'ennui, l'insomnie, les maux de nerfs.

J'ai omis, et sciemment de parler des jeunes filles, parce qu'elles méritent de fixer spécialement notre attention.

Des travers pareils gouvernent l'éducation de la jeunesse, sauf les nuances commandées par la différence des sexes.

Dans la classe élevée :

De la part des familles, ce sont des craintes chimériques ou de molles condescendances; de la part des pensionnats, une déférence ridicule et des faiblesses dangereuses. Au collége, les parents ne se soucient pas assez du corps : au couvent ou à la pension, il s'en préoccupent trop. Alors, entre les pouvoirs, tiraillements continuels qui paralysent ou annulent les efforts des supérieurs.

Ainsi, on donne le goût de la toilette et de la dépense ; on s'extasie devant une note de musique ou un coup de crayon ; — on ne cesse d'exciter l'émulation pour les études classiques : et l'on se vante d'avoir des demoiselles qui passeraient facilement des examens en Sorbonne !

Avec cela : nourriture trop recherchée, ou fort peu appropriée; attentions incessantes aux plaintes plus ou moins fondées, satisfaction accordée à des fantaisies absurdes.

L'enfant, qui se sait écoutée, s'accoutume, à l'aide du fantôme des maladies, à tyranniser son entourage.

Une fois, dans le monde, à l'heure de l'adolescence, une atmosphère analogue l'enveloppe. Elle ne vit que de concerts et d'encens : lisant beaucoup, marchant peu, mangeant à peine, buvant de l'eau... de peur de ternir la fraîcheur de sa figure, et de perdre son apparence poëtique. Ne comprenant pas, les

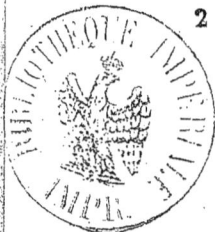

2

malheureuses, comme l'a dit Bossuet, que la vraie beauté vient de la santé ; la santé, la première des dots pour une mère de famille ! De là, peu d'énergie, peu de résistance, un esprit pusillanime. De là, cette mobilité, ces vapeurs, ces hystéries. De là, cette mélancolie aux moindres contrariétés, aux moindres déceptions. De là, la ruine et la folie !

Dans la classe moyenne :

Vous donnez aux filles de l'ouvrier les goûts de la classe riche ; vous les mettez dans des pensionnats où elles apprennent la musique, le dessin et la broderie ; vous leur inculquez des idées d'indépendance et d'égalité sociales... Comment voulez-vous qu'une pareille conduite ne porte pas de mauvais fruits ? Comment voulez-vous qu'elles ne sacrifient pas ensuite leur vertu à l'appaisement des besoins que vous leur avez créés, qui leur devient despotique, et leur trouble la raison ? — Les pères, assez aveugles, pour ne pas voir l'abîme qu'ils se creusent ainsi, ne méritent pas d'être plaints.

Je dirai de l'éducation des filles de la campagne, ce que j'ai dit de celle des garçons. Mêmes erreurs, mêmes fautes, et semblables conséquences. Deux excès : des intelligences en friche qui n'imitent des demi-savants que le côté pernicieux ; ou des intelligences un peu cultivées, qui se portent dans les villes dont elles calquent les vices.

Ainsi : partout, toujours, ce même orgueil qui pousse au déclassement, dans l'espérance d'un bonheur que l'on ne trouve jamais. Partout, rupture de l'équilibre organique, exercices outrés de l'esprit, surexcitation des sens, égoïsme du cerveau !

J'entends des voix qui s'écrient : exagération, erreur, pessimisme, utopie.... Non, Messieurs, nous sommes en voie d'une dégénérescence, et vous en aurez les preuves.

Cheyne, fameux médecin d'Écosse, a le premier démontré, dans un livre intitulé : *Essai sur l'art de prolonger l'existence*, que les maladies nerveuses deviennent plus fréquentes à mesure que le luxe et la mollesse sont plus grands. Pensée exprimée plus tard par Ch.-Louis Dumas dans sa *Doctrine des maladies chroniques*, et développée en des pages marquées au coin du génie d'observation.

Or, vous savez que les affections nerveuses sont le résultat de l'affaiblissement de l'économie, et l'apanage obligé des affections chroniques. Eh bien, les maladies aiguës ; c'est-à-dire celles où domine l'élément inflammatoire, qui signifie force, diminuent ; — et les maladies chroniques, c'est-à-dire celles où domine l'élément nerveux, qui signifie faible, augmentent. — Les statistiques, qui publient le contraire, étant sans portée ; par la confusion qu'elles établissent, en laissant figurer les *névroses avec les fièvres exanthématiques et autres inflammations.*

Enfin, les affections nerveuses n'ont jamais été aussi communes, à en juger par la tradition et la pratique quotidienne. J'en appelle à la conscience des vrais praticiens. — Elles inondent les capitales : le flot déborde des grandes cités aux petites villes, des petites villes aux cantons, et des cantons aux bourgades. Nos paysannes ont des vapeurs comme les petites-maîtresses de la Régence. La folie a envahi la cabane du bûcheron et le chaume du laboureur. C'est ce que faisait ressortir un habile professeur de Lyon, M. Devay, il y a à peine trois semaines, lorsqu'à l'ouverture de son cours clinique, il mentionnait « cette espèce d'oïdium qui altère la pulpe cérébrale, flétrit l'organe de la pensée , et rend notre temps propice aux affections mentales. »

Du reste, une certaine classe de maux a régné dans chaque siècle. Les affections arthritiques ont apparu au VIIIᵉ, les fièvres, dites typhoïdes, ont occupé le XVIᵉ; les catarrhes le XVIIIᵉ.

Les pleurésies du XVIIᵉ ne furent pas identiques à celles qui vinrent après. Le caractère automnal de 1691 engendra des fièvres pourprées qui ravagèrent l'Italie pendant des années. Stoll a fort bien distingué la constitution de 1776, qui était bilieuse, de celle de la précédente qui était inflammatoire. Fouquet a décrit judicieusement la constitution pituiteuse de l'an V. Celle de 1826 s'est montrée sous les apparences de la gastro-entérite : et croyez-vous que Broussais — qui versa ou fit verser plus de sang que Bonaparte — n'était pas la représentation exagérée d'une thérapeutique fondée ?

Pariset a donc eu raison de dire, dans son discours d'ouverture à l'Académie de médecine : « De même que dans les « annales du genre humain, on voit une dynastie succéder à « une autre, un peuple à un autre ; de même aussi l'on « verrait que tel siècle a été marqué par la prédominance des « affections inflammatoires, — tel autre par la prédominance « des affections bilieuses et muqueuses, — et tel autre enfin « par des affections nerveuses. »

Le nôtre se rangerait dans cette catégorie. C'est ce qui vous explique la réaction violente, poussée jusqu'à la haine, envers la médication anti-phlogistique ; cette crainte de voir répandre le sang, et cette tendance de reléguer la lancette parmi les instruments du chirurgien !

Il resterait une étude curieuse à faire ; ce serait d'établir les rapports de cause à effet, qui peuvent exister entre les constitutions médicales et l'état des mœurs !

Mais revenons à notre époque. Je viens de dire que la nôtre

se signale par une caractère nerveux, c'est-à-dire de décadence. Je vais appuyer mon opinion du langage arithmétique...

1° Depuis 1831, où s'observait le phénomène inverse, le nombre des filles surpasse celui des garçons. Parce que, tout ce qui accroît la force musculaire, contribue à la procréation du sexe masculin; et que, les travaux sédentaires qui énervent, étant en majorité progressive, favorisent la procréation des filles, ce qui indique un appauvrissement séminal.

Les déplacements utérins désolent nos ménages : ce qui dénote une laxité plus grande de certaines fibres, et l'introduction plus grande de l'élément lymphatique.

La population des artisans dans les asiles est double de celle des agriculteurs. Les professions agricoles leur fournissent moitié moins que celles de l'industrie.

2° La population se ralentit depuis 1846, et décroît depuis quelques années. De 1820 à 1846, le nombre annuel des naissances l'emportait en moyenne de 175,000 sur celui des décès. A partir de cette époque, la progression s'est constamment ralentie : et en 1854, le chiffre des décès excédait de 60,000 celui des naissances. Augmentation qui doit être estimée imparfaitement, à cause de l'épidémie de choléra qui a sévi à cette époque sur la France.

Les familles nombreuses diminuent, comme le nombre de leurs membres. Et celles qui se parent de leur antiquité, n'ont sans doute pas tort, puisqu'elles prouvent de cette manière la pureté de leur souche : la dépravation physique et morale empêchant la fécondité, et la transmission prolongée des vices constitutionnels.

3° En 1852, il a fallu abaisser d'un centimètre le niveau de la taille, exigée pour être admis à l'honneur de défendre la patrie. Quoi qu'on ait prétendu que nous égalions de corps les peuples anciens, par la stature de quelques momies d'Egypte, très-récemment découvertes.

Et pourtant le nombre des hommes capables du service militaire a constamment diminué.

Les réformés étaient de 30,099 en 1816,
— de 67,513 en 1826,
— de 77,705 en 1834.

Les jeunes gens impropres au service n'étaient que 460,000 de 1831 à 1837; ils augmentent de 31,000 dans les sept années suivantes.

Sur 86 départements, 18 seulement, cette année, ont pu fournir leur contingent complet.

Si on répond à cela que la durée moyenne de la vie est aujourd'hui de 39 ans, et que depuis le XIVe siècle elle s'est accrue progressivement, étant alors de 17 dans la capitale même, — Je répliquerai : prouver que l'homme meurt moins jeune, cela prouve-t-il qu'il est plus fort et qu'il meurt moins?

4° Sur 100,000 jeunes gens examinés par les conseils de révision, 547 sont réformés, cette année, pour imbécilité, idiotie et crétinisme!

Les aliénés augmentent en France depuis longtemps. La population des asiles se double, et les aliénés à domicile ne diminuent pas *à proportion*.

En 1839, le nombre des aliénés, d'après la commission de la chambre des députés, était d'environ 15,000....

En 1851, le dénombrement des aliénés de la France porte leur totalité à 44,970, dont 20,537 dans les maisons de santé, —24,433 dans leurs maisons propres.

En 1857, ce chiffre a encore bien augmenté.

De ces raisonnements et de ces calculs il appert, que notre organisme actuel marche à une dégénérescence.

Je sais qu'on peut m'adresser une foule d'objections ; que chacune de ces propositions est attaquable. Un homme d'Etat disait : « Donnez-moi une page d'un livre, et je me charge de faire pendre son auteur. »

Que les critiques ne se jettent donc pas sur une *partie* de ce travail ; qu'elles lisent l'ensemble et jugent ainsi. Toute autre manière de voir serait fausse, oiseuse, puérile.

Mais, répliquera-t-on, ce que vous racontez-là, Théocrite, Virgile, et différents historiens l'ont annoncé avant vous !

C'est vrai, et avec raison. Au temps de ces illustres, Rome, Athènes, Lacédémone, étaient à dégénérer. Nous avons eu aussi nos ères de décadence, et le règne de Louis XV n'a pas peu contribué à cette révolution qui, terrible et déplorable, était une conséquence de désordres accumulés par les années antérieures. Chaque peuple a eu, dans sa vie, des hauts et des bas, des prospérités et des misères, des attitudes de grandeurs et des élans de corruption. Mais, aucun peuple, que je sache, n'a eu d'époque où les extrêmes aient lutté comme à l'envi pour réunir l'oisiveté et le travail, la joie avec la douleur, *les excès intellectuels et les excès corporels*. Et je défie qu'on me trouve, dans les annales de l'histoire, une seule nation qui ait pu, comme la nôtre, contenir, *dans son ensemble*, de si nombreux et de si puissants éléments de dissolution !

Quand un mal quelconque est devenu évident, et constitue un danger grave pour la société, il importe d'en rechercher la cause et de la signaler ; malgré les susceptibilités prêtes à se révolter. Nous avons accusé l'éducation de manquer son but, nous avons énuméré ses griefs ; il faut maintenant savoir comment on remédiera au présent, et comment on conjurera l'avenir ; quelle est enfin la réforme pédagogique opportune.

Je vais essayer de l'esquisser à grands traits.

Les égarements de la sensibilité sont la source des affections nerveuses, de l'aliénation mentale, et de la dégradation.

Le rôle de l'éducation doit être par conséquent de nous mettre en garde contre les surprises de la sensibilité, de refaire la volonté, de nous apprendre — de l'âge embryonnaire à l'âge adulte — à être fort, à être homme !

Or, c'est à la famille, et au collége qui en est la continuation, de guider l'enfant, comme l'adolescent, vers ce but ; — en les élevant de manière à ce qu'ils deviennent de véritables soldats, des soldats de l'Evangile. Un de nos derniers poètes a incrusté ma pensée dans ce vers vraiment sublime :

La vie est un combat, dont la palme est au Ciel.

Toute l'existence devrait s'étudier à la retenir ; pour la méditer, la réaliser, la répandre. C'est par une mâle éducation, par une nourriture simple dont l'appétit, aiguisé par l'exercice, fait le meilleur assaisonnement, et par l'éloignement de toute volupté prématurée, qu'on suscitera des générations robustes, énergiques de corps et d'âme, ne redoutant ni la fatigue ni la douleur. Les peuples vaillants, qui brillèrent sur la scène du monde, n'eurent pas d'autre hygiène.

Apprenez à la jeunesse à lutter contre les épreuves, contre les privations, contre les adversités, contre le monde, contre elle-même. Et ne l'habituez point, dès le bas-âge, à satisfaire ses caprices, sous prétexte que la contrainte pourrait nuire à sa santé : vous rappelant que c'est au contraire servir cette santé que réprimer ses désirs dans une mesure légitime.

Puis, *graduellement et relativement*, développez son intelligence et son organisme.

Voyez la nature ! comme elle marche avec soin, avec sagesse ! Lorsque le petit enfant ne doit plus puiser sa nourriture au sein maternel, il lui pousse des dents. Et l'apparition de ces organes indique, plus qu'un autre signe, le moment opportun de commencer une alimentation plus substantielle.

Imitez ces procédés.

Laissez croître librement ce rejeton, n'entravez son expansion ni par trop de chaleur, ni par trop de gêne. Que la gymnastique, la marche, la natation, le chant, l'escrime exercent ses membres, entretiennent la souplesse des membranes et de la peau. Ne le sevrez que tardivement des jeux! Ne vous hâtez point de le livrer à l'étude, si son organisation ne l'y autorise pleinement.

Et alors, à moins d'exceptions sérieuses, ne le privez pas des bienfaits du lycée, du collége, des pensions, ou du couvent.

Car c'est là qu'ils font l'apprentissage de la vie; en s'initiant aux peines du monde, par des frottements inégaux qui polissent le caractère. Car là, plus qu'ailleurs, ils s'accoutument à braver les intempéries des saisons, à supporter les fatigues corporelles; ils s'essayent à faire dominer — dans leur mutuel essor — le sang sur les nerfs, la volonté sur la sensibilité. — Mais une fois entre les mains du professeur, abandonnez-lui sa direction.

De même qu'une maladie ne peut être traitée par plusieurs médecins, un élève ne peut être dirigé par plusieurs maîtres à la fois.

Je parle ici principalement pour les filles.

L'interposition entre le maître et l'élève amène découragement et dégoût d'une part, paresse et insubordination de l'autre; et cette insubordination se reporte sur les pères.

Enfin, ne forcez pas par votre langage, vos écrits ou votre exemple, ne forcez pas la jeunesse entrée dans le monde à croire que la liberté est la faculté de contenter ses désirs, de contrôler toute autorité, de ne croire qu'en sa raison indi-

5

viduelle et bornée, de ne voir dans le mariage que, les uns, l'heure de l'affranchissement, les autres, une loterie ou une spéculation.

Que le mérite personnel lui paraisse toujours le beau!

Que les principes immuables de l'Evangile soient sa règle.

Seuls, ils lui donneront des consolations sincères sur le passé, des espérances certaines pour l'avenir. Ils lui enseigneront que sans humilité une société est impossible : tous en ayant besoin, les uns pour accepter leur place, si elle est inférieure; — les autres pour la faire accepter, si elle est plus élevée. — Alors vous satisferez aux lois providentielles; en formant *des races fortes*, et *des esprits élevés*.

Vous obtiendrez des citoyens courageux dignes de vous; des chrétiens qui, mieux à l'abri des déceptions, résisteront mieux aux passions mauvaises, et conquerront le véritable orgueil, celui de l'indépendance; la véritable indépendance, celle de la raison.

Alors seulement vous résoudrez ce problème de notre illustre Pinel : « Quels sont les moyens les plus propres de développer ses talents et son aptitude naturelle pour les sciences, sans nuire à sa santé, et sans contracter des maladies? » (*Nosograph. Philosoph.*, t. II, chap. IV, p. 13.)

Je me résume :

Viriliser l'âme par une plus grande force de caractère, sans viser au stoïcisme; retremper l'organisme par une plus grande force musculaire, sans retourner à l'antiquité : à l'aide d'une éducation morale plus religieuse, et d'une éducation physique plus mâle; — tels sont les moyens que je crois les meilleurs pour conjurer, ou du moins pour restreindre les affections nerveuses et les maladies mentales, et *pour parvenir à une véritable civilisation*.

Vous comprendrez, Messieurs, quelle part doit prendre un gouvernement dans une telle rénovation, et ce que son concours pourra sur la marche du progrès, en favorisant la pratique de l'Evangile et la culture des champs.

Vous, qui depuis longtemps protégez l'agriculture, vous seconderez cette œuvre : en honorant l'art le plus utile, en encourageant l'agriculteur, en vous opposant ainsi à la désertion des champs ; par conséquent aux maladies, aux misères, aux chagrins qui résultent de l'encombrement des villes, et qui attendent des milliers d'individus déclassés, déçus, pauvres, dangereux.

On s'évertue à améliorer les espèces animales et botaniques ; on établit des concours régionaux, on offre des primes et des médailles au plus habile éleveur, au plus expert jardinier.... Mais l'homme, cet animal raisonnable, ce roi de la création, on ne pense pas seulement à maintenir sa santé ! Est-il don plus essentiel d'avoir des bœufs et des chevaux forts que des hommes vigoureux ; des pêches odorantes, des pommes savoureuses, ou des tulipes bien tachetées, que des citoyens bons et sages (1) ?

Vous contribuerez à remplir cette double lacune ! Grâce à cette société savante votre département, qui compte 96 aliénés sur 100,000 habitants, s'enorgueillira un jour d'avoir aidé puissamment à atténuer le poids de sa plus triste infortune.

---

(1) *V.* Cabanis—*Rapports du physique et du moral*, t. I, p. 345 et suiv.

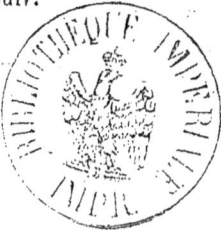

www.ingramcontent.com/pod-product-compliance
Lightning Source LLC
Chambersburg PA
CBHW071441200326
41520CB00014B/3782